AF468448

DES ACCIDENTS

DANS LA

CHLOROFORMISATION

DISCOURS

prononcé à la Société de médecine de Strasbourg, dans la discussion sur le chloroforme,

PAR

LE Dr F. J. HERRGOTT

PROFESSEUR AGRÉGÉ A LA FACULTÉ DE MÉDECINE DE STRASBOURG
MÉDECIN EN CHEF DE L'HÔPITAL CIVIL
ANCIEN PRÉSIDENT DE LA SOCIÉTÉ DE MÉDECINE.

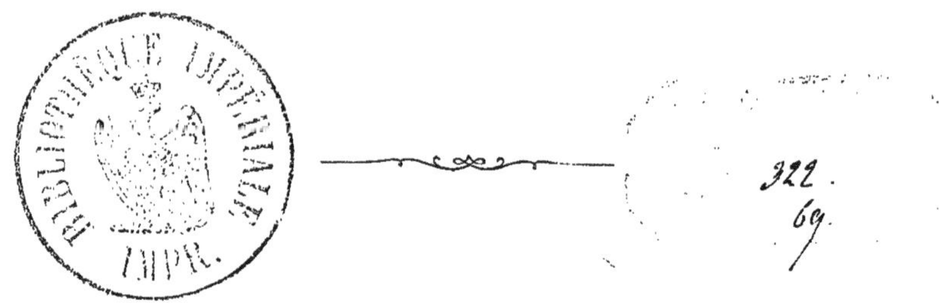

STRASBOURG
Chez DERIVAUX, libraire, rue des Hallebardes, 29.
1869.

OUVRAGES DU MÊME AUTEUR.

Essai sur les différentes variétés de forme de la matrice pendant la gestation et l'accouchement. Strasbourg 1839.

Conseils pour se préserver du choléra (traduit de l'allemand). Belfort 1853.

Appréciation comparative des sections musculaires et tendineuses et des moyens orthopédiques. Strasbourg 1853.

De la version par manœuvres externes et de l'extraction du fœtus par les pieds, par WIGAND (traduit de l'allemand). Strasbourg 1857.

Le professeur BÉGIN. Notice historique. Strasbourg 1859.

Règles pratiques de l'administration du chloroforme. Paris 1862.

Examen des perfectionnements récents dont a été l'objet l'opération de fistule vésico-vaginale. Strasbourg 1863.

Étude historique sur l'opération de la fistule vésico-vaginale. Strasbourg 1864.

Notice sur le docteur LEREBOULLET. Strasbourg 1866.

Le Traumatisme. Discours d'ouverture de la clinique chirurgicale. Strasbourg 1868.

Excursion dans l'Engadine. Strasbourg 1868.

STRASBOURG, TYPOGRAPHIE DE G. SILBERMANN.

DES ACCIDENTS

DANS LA

CHLOROFORMISATION.

Credidi, propter quod locutus sum.
(Ps. 115, v. 1.)

L'attention que la Société de médecine prête à la question soulevée devant elle, l'animation qu'elle excite chez ceux qui y prennent part, sont amplement justifiées par son importance et ses difficultés; il s'agit de consolider ou de compromettre la plus belle et la plus bienfaisante découverte du siècle, et la plus féconde pour la science en nouveaux progrès; il s'agit de trouver les causes, de reconnaître la nature des accidents qui accompagnent quelquefois le sommeil artificiel procuré aux malades pour les soustraire au supplice d'une opération, pour obtenir qu'il soit toujours suivi du réveil. Recherche difficile, en raison de l'imprévu, de la soudaineté des accidents et du trouble qu'ils jettent nécessairement dans l'esprit de tous ceux qui en ont été les auteurs et les témoins.

Il n'est pas étonnant que les chirurgiens responsables de ces accidents les aient expliqués de diverses manières; au début ils invoquaient une action mystérieuse de l'agent, une idiosyncrasie spéciale chez la victime; mieux éclairés, ils ont attribué la mort à une syncope, plus tard à une asphyxie et à ces deux causes à la fois; la marche de l'esprit humain a été dans cette question ce qu'elle est toujours : en présence de l'inconnu il invoque le mystère, l'extraordinaire, puisque pour lui tout est ténèbres et étonnement; à la clarté de la science ces explications s'évanouissent et le problème arrive dans le domaine de la physiologie; c'est là qu'il est aujourd'hui, ce qui ne veut pas dire que sa solution soit aisée. Elle est difficile en raison même du moment où se produit le phénomène dont il s'agit d'analyser les éléments, car on ne constate alors qu'un état final qui a surpris le chirurgien et le malade, état dont on n'a pu que rarement étudier les phénomènes précurseurs, qui seuls peuvent le caractériser; on ne voit donc alors plus qu'un état d'asphyxie ou de syncope, produits l'un par l'autre ou l'un après l'autre, confondus comme l'étymologie des mots qui les expriment.

Comment, dans ces moments solennels où tous les efforts de l'esprit du chirurgien sont absorbés par les soins urgents que réclame le malade et dans le trouble qui l'agite, peut-il procéder à la difficile appréciation des modifications fonctionnelles du système nerveux et du système circulatoire?

Les acteurs de ce drame, ceux surtout dont l'attention est partagée entre des soins divers, sont mal placés pour faire cette analyse délicate; nous croyons devoir à l'attention que nous avons pu prêter pendant dix ans aux phénomènes de la chloroformisation, comme spectateur désintéressé de plusieurs milliers de faits, d'avoir pu formuler quelques propositions que nous avons exposées dans le travail que nous avons publié en 1862[1], dont l'épigraphe: «*Aër pabulum vitæ*» indique suffisamment la conclusion suprême; c'est cette conclusion qu'attaque M. le professeur Michel comme étant trop absolue, avec des *faits*, des *arguments* et des *statistiques;* on oublie trop que ce ne sont pas les faits qui constituent la science, mais les explications qu'on donne des faits et les idées que nous y attachons[2].

---

[1] *Règles pratiques de l'administration du chloroforme*, Paris 1862 (*Bulletin de thérapeutique*, t. LXIII, p. 55).

[2] Cl. Bernard, *Revue des cours scientifiques*, 4 février 1865.

Je suis d'autant plus en mesure de répondre, que je connais depuis plus de deux ans ces arguments et ces statistiques, puisque les uns et les autres ont été produits par les membres de la Société de chirurgie, dans la nouvelle discussion sur le chloroforme à cette Société savante, dans six séances (du 22 mai au 4 juillet 1866), notamment dans celle du 13 juin[1], où M. Léon Lefort a produit les statistiques anglaises invoquées par M. Michel et où M. Perrin a exposé avec un grand talent, comme ici notre confrère, M. le professeur Michel, les raisons qui font admettre au premier que la syncope est la seule cause de mort dans la chloroformisation; au second, que la syncope cause la mort quelquefois; nous croyons que la syncope finale ou la mort a toujours été précédée d'un état d'asphyxie qu'on peut éviter en suivant des règles précises.

Dans son discours, M. le professeur Michel s'est adressé ces questions :

1° *Quels sont les accidents de la chloroformisation?*

2° *Quels sont les moyens d'y remédier?*

Il a de plus incidemment prononcé le mot grave de *déontologie;* nous examinerons ces questions avec lui.

Les accidents sont de deux ordres, a dit M. Michel; ils sont le résultat d'une syncope dans un certain nombre de faits; de l'asphyxie dans d'autres.

Voyons les faits cliniques invoqués comme preuves de la réalité de la syncope :

Le premier en date est le cas de Boulogne, communiqué à l'Académie de médecine le 24 juillet 1848, et cité par Robert dans son remarquable rapport à la Société de chirurgie[2]; je le transcris textuellement.

Mlle Stock, âgée de 30 ans, bien portante, traitée quelques mois auparavant pour des palpitations chlorotiques, fut chlo-

[1] *Bulletin de la Société de chirurgie*, 2e série, t. VII, p. 276.

[2] *Bulletin de la Société de chirurgie*, t. III, p. 585.

roformée de la manière suivante : « On plaça sous les narines « un mouchoir sur lequel avaient été jetées quinze à vingt « gouttes de chloroforme.

« A peine la malade avait-elle fait quelques inspirations, « qu'elle porta la main sur le mouchoir pour l'écarter, et s'é- « cria d'une voix plaintive : *J'étouffe!*... Puis aussitôt le visage « pâlit, les traits s'altérèrent, la respiration s'embarrassa, « l'écume vint aux lèvres.

« A l'instant même (et cela très-certainement moins d'une « minute après le début de l'inhalation), le mouchoir fut retiré. « Persuadé que les accidents n'étaient que passagers, le chi- « rurgien s'empressa de pratiquer la petite opération, agran- « dissement de l'ouverture d'un petit abcès à la cuisse, pendant « qu'un confrère cherchait par tous les moyens à remédier à « cette annihilation évidente de la vie. Mais tous les efforts « furent vains : la malade était morte.

« Dans l'autopsie, on constata, dans les veines qui rampent « à la surface convexe du cerveau, non engorgées, la parti- « cularité que la colonne sanguine y est coupée de distance « en distance par des bulles gazeuses... Le cœur est flasque « et vide...; la veine cave ascendente contient du sang spu- « meux...; le sang est plus noir que dans l'asphyxie simple. »

Bien que ce cas n'offre point les caractères rigoureux qu'on doit exiger d'une observation présentée comme preuve d'une doctrine, qu'on puisse objecter contre la syncope la vacuité du cœur, la coloration du sang plus noir que dans l'asphyxie simple, l'état spumeux des lèvres qui annonce un trouble respiratoire, j'admets très-volontiers que la femme Stock ait succombé à la suite d'une syncope ; mais celle-ci a-t-elle été le résultat d'une intoxication chloroformique? Dix-huit gouttes de ce liquide ont-elles pu produire sur le cœur cette *sidération subite?* c'est là l'expression adoptée pour caractériser cet état. Je crois que personne n'admettra plus aujourd'hui cette interprétation, et que tout le monde pensera qu'une syncope mortelle sera arrivée là, comme dans beaucoup d'autres circonstances, sous l'influence d'une émotion vive, ce qui se comprend facilement beaucoup mieux que l'action foudroyante d'un médicament qui reste sans aucun effet sur le cœur quand il est administré pendant des heures et à une dose de plusieurs centaines de grammes; je crois que cette femme impressionnable a eu une syncope au début de la chloroformisation, mais que cet accident ne peut être attribué à l'effet spécial que cet agent est censé exercer sur le cœur.

Le fait cité par mon honorable collègue Bœckel dans l'avant-dernière séance confirme cette interprétation.

Le deuxième fait est emprunté à la pratique de M. le professeur Michel; le voici tel que je le trouve relaté dans le procès-verbal adopté de la dernière séance :

« Chez un jeune homme sur lequel il devait pratiquer l'ablation d'un testicule cancéreux, 2 grammes environ de chloroforme furent d'abord versés sur une compresse. Après deux ou trois inspirations, M. Michel constate la cessation subite du pouls. La chloroformisation est aussitôt suspendue, le pouls reparaît. Après trois minutes d'attente, la chloroformisation est recommencée : nouvelle suppression du pouls. Une troisième tentative est suivie du même effet. Enfin, ce n'est qu'après que la chloroformisation a été reprise une quatrième fois que le pouls continue à battre; le sommeil anesthésique obtenu, l'opération s'est effectuée sans accidents. Deux autres faits analogues ont été observés par M. Michel. »

Ces faits, tirés de la pratique de M. le professeur Michel, dont il a par conséquent été témoin lui-même, ont sans contredit au débat soulevé une importance incontestable; nous les acceptons tels qu'il nous les donne.

Le premier sentiment que nous fait éprouver le fait relaté par notre collègue est celui d'un profond étonnement. Si, comme il le soutient, le chloroforme a sur le cœur une action assez puissante pour suspendre ses fonctions subitement après deux ou trois inspirations, pourquoi a-t-il exposé quatre fois son malade à ce redoutable accident? N'est-ce pas là une effrayante témérité? ou bien, si ce n'est pas cela, n'est-ce pas plutôt une protestation de la pratique contre une hypothèse, un démenti donné à sa théorie par son bon sens chirurgical?

Pour expliquer ces faits étranges et appuyer sa théorie, M. le professeur Michel admet, il est vrai, que ce sont des anomalies résultant d'une marche irrégulière dans l'action du chloroforme sur le système nerveux; c'est revenir par une autre voie à la théorie des idiosyncrasies individuelles exposée dans le rapport de M. Robert; au fond c'est bien la même doctrine, elle entraînerait la même conséquence qui, si elle était vraie, serait la nécessité de renoncer au chloroforme ou aux anesthésiques, car si quelques gouttes, deux grammes de chloroforme peuvent chez certains individus produire une syncope mortelle que rien ne peut ni prévoir ni prévenir, il faut renoncer pour toujours à ce dangereux narcotique. Telle n'est heureusement pas la nécessité; le chloroforme agit avec plus ou moins de rapidité sur des malades plus ou moins sensibles à son action, mais jamais on ne pourra prouver que par une exception unique cet agent médicamenteux produit une action d'autant plus sensible, plus énergique, que la dose du médicament a été plus faible et son administration moins longtemps continuée.

Voyez ce qui arrive dans des milliers de faits où le chloroforme est administré pendant plusieurs heures et où le malade reste pendant tout ce temps dans un état d'anesthésie profonde: tout le système nerveux cérébral est dans l'inaction; le malade ressemble à un cadavre qui respire et dont le cœur bat avec la plus grande régularité. Vous dites que nous n'examinons pas cet organe; ce reproche n'est pas fondé: au début, le pouls était interrogé comme les autres fonctions, sa constante régularité au milieu des anesthésies les plus profondes et les plus prolongées, alors que d'autres fonctions commençaient parfois à se troubler, a démontré que là n'est pas le danger, et que l'examen du cœur n'a pas une importance aussi considérable, au point de vue de la sécurité de l'administration du chloroforme, que celui des fonctions de respiration, comme nous le verrons plus tard.

C'est avec raison que, pour élucider une question essentiellement clinique, M. le professeur Michel n'a accordé qu'une importance secondaire aux théories mécanico-chimiques et aux expérimentations sur les animaux.

La physiologie expérimentale a fourni tour à tour des arguments pour et contre la théorie de la syncope; laissons donc là ces documents contradictoires, c'est la clinique seule qu'il faut interroger, celle-ci vous dit que le chloroforme n'a aucune action *directe* sur les mouvements du cœur, en un mot, qu'il n'est pas un agent cardiaque comme la digitale, le veratrum etc., car administré à la dose de 1 kilogramme, pendant dix-huit heures, pendant neuf heures dans un autre, pendant deux à trois heures dans des milliers de cas, il a laissé à la circulation sa parfaite régularité.

Nous croyons donc que le chloroforme ne peut pas, comme agent médicamenteux, provoquer de *syncope* au début de l'anesthésie, que cet accident qui est arrivé quelquefois dans ces circonstances, que le trouble de la circulation qui a été constaté par M. le professeur Michel et par d'autres a une autre cause : l'*émotion du malade*. Vous serez étonnés de me voir invoquer à l'appui de cette proposition le témoignage du plus ardent, du plus convaincu et du plus absolu défenseur de la théorie syncopale.

Voici les dernières phrases du discours prononcé par M. Perrin dans la séance du 13 juin 1866 de la Société de chirurgie :

« J'ai longuement étudié dans mon travail les conditions « physiologiques et psychologiques de la syncope. Je suis arrivé « à cette conclusion qu'elle est spéciale à l'homme et qu'elle « fait son apparition dans la vie humaine en même temps que

« l'intelligence; dès lors l'immunité enfantine se limite natu-
« rellement à l'époque à laquelle l'enfant commence à devenir
« raisonnable[1]. »

Ainsi : aussi longtemps que vous n'aurez pas conscience du danger auquel vous expose une opération, que vous ne pourrez éprouver ni crainte ni terreur, le cœur ne sera pas influencé par le chloroforme; mais aussitôt que l'intelligence sera assez développée pour que vous puissiez éprouver de l'émotion, redoutez l'effet sur le cœur de ce puissant agent toxique.

Nous croyons, comme M. Perrin, comme M. le professeur Michel, comme tout le monde, que certains malades, Mlle Stock, de Boulogne, entre autres, ont succombé à la suite d'une syncope au début d'une chloroformisation, mais que l'anesthésique a été la cause occasionnelle, mais non la cause efficiente de la mort; nous croyons que les malades de M. Michel ont éprouvé le même accident, mais à un moindre degré; car le trouble circulatoire des malades de M. Michel n'a cessé que quand l'obnubilation intellectuelle a commencé à se manifester; à dater de ce moment, l'action du chloroforme sur le cœur a été parfaitement nulle; faut-il ajouter encore ici, comme preuve dernière, le nombre si considérable de sujets affectés de maladies graves du cœur qui ont pu être chloroformés, non-seulement sans danger, mais encore sans qu'on ait constaté d'altération dans le rhythme du pouls? Quant aux obs. IV et VII dont a parlé M. le professeur Michel et qui sont citées dans l'ouvrage de M. le professeur Sédillot[2] et empruntées à M. Confervon et à un dentiste de Berlin, et remontant à l'année 1849, je ferai remarquer que ces deux dames étaient assises, dans la position la plus favorable à la production de la syncope.

Quelle est donc l'action du chloroforme sur l'organisme?

---

[1] *Bulletin de la Société de chirurgie*, 2e série, t. VII, p. 295.

[2] *Contributions à la chirurgie*, t. I, p. 86 et 87.

L'effet de cet agent, étudié d'abord par Flourens, ne cesse pas de nos jours d'être l'objet de continuelles recherches; chaque jour qui apporte le résultat de nouvelles expérimentations, de nouvelles observations, jette un jour de plus en plus lumineux sur les modifications que subit le système nerveux par son influence. En France, Claude Bernard, Onimus, Legros et Liégeois, en Allemagne, Jannot-Scheinesson[1], soumettent journellement des animaux à des expériences pour arriver à une connaissance plus parfaite de cet agent; le chirurgien attentif à tous ces progrès les recueille avec soin et en déduit avec plus de sûreté les règles qui doivent le guider dans son emploi et dans l'administration des secours à donner aux malades dont l'existence est compromise par les accidents que peut entraîner son effet sur l'organisme.

Il résulte de cette étude incessante des modifications doctrinales dont la pratique tire son profit, car rien ne prouve mieux que le chloroforme, je ne dirai pas l'utilité, mais la nécessité indispensable d'idées doctrinales nettes pour guider la main du praticien qui l'administre.

Le chloroforme est un agent qui a une action élective sur le centre nerveux; cette action se produit, non de la périphérie au centre, comme le croyait Flourens, mais du centre à la périphérie, ainsi que le démontrent les récentes expériences de Claude Bernard[2]. La moelle reste apte pendant longtemps à produire certains mouvements *réflexes* dont l'excitation est sous la dépendance de la moelle allongée.

Les anesthésiques n'agissent point par une simple désoxygénation du sang, comme le soutenait naguère encore M. Perrin, mais par leur action directe sur le système nerveux,

---

[1] *Recherches sur l'influence du chloroforme sur la température animale et la circulation.* Dissertation inaugurale à Dorpat, insérée dans *Archiv für Heilkunde*, de Roser et Wunderlich, 1869, p. 37, 172 etc.

[2] Cours du Collége de France (*Gaz. hebd.*, 1869, p. 167).

moyennant leur pénétration dans le sang artériel; c'est la condition indispensable à leur action. L'effet produit consiste en une suspension d'action; c'est un vrai sommeil par l'appareil phénoménal, par l'état anatomique et l'état physiologique, car, dans l'un comme dans l'autre, il y a anémie cérébrale dans les conditions normales du phénomène. Quand l'intoxication devient plus intense, la suspension d'action peut gagner la moelle allongée et troubler les phénomènes physiologiques qui dépendent de cette partie du système nerveux : la respiration, cet acte si complexe, dont les moteurs sont périphériques et dont l'excitant est central; cette fonction importante peut être en tout ou en partie altérée ou suspendue; enfin le cœur lui-même, cet organe suprême qui est le dernier à mourir puisque son action est la plus immédiatement nécessaire, peut être frappé dans les sources de son innervation, et alors, si la suspension de son action se prolonge, la mort en est la conséquence fatale.

Rien ne démontre mieux que certains états pathologiques et l'anesthésie, cette suspension artificielle et volontaire du système nerveux, la subordination nécessaire des fonctions du système nerveux et des grands appareils qu'ils régissent. La suspension des fonctions cérébrales se fait sans danger, comme dans le sommeil, ce repos de ces organes; si l'expérience est poussée plus loin, les phénomènes de la respiration sont les premiers à s'en ressentir: les inspirations sont plus lentes, la coordination des mouvements nécessaires au jeu normal de cette fonction peut être modifiée d'une manière plus ou moins grave; si cet effet se maintient, l'*anhématosie* en est le résultat; alors le cœur et tout le système nerveux reçoivent un sang qui n'a plus les qualités d'excitation nécessaires, et alors toutes les fonctions se suspendent avec d'autant plus de facilité que leur excitabilité a été préalablement diminuée.

La marche de ces phénomènes est rigoureusement ainsi subordonnée : le grand art consiste à reconnaître les étapes que les phénomènes parcourent *nécessairement*, à produire le degré de sommeil exigé par l'opération qui doit être pratiquée, à le maintenir ainsi jusqu'à ce qu'elle soit achevée, et à ne pas aller au delà de cette limite. Je ne trace point un idéal, mais je décris ce que journellement je vois se produire sous mes yeux.

Est-ce à dire que nul accident ne puisse se présenter? Loin de là, c'est puisque j'ai pu suivre la formation de ces accidents, puisque j'ai vu s'amasser les nuages précurseurs de l'orage, que j'ai pu me permettre de les décrire et de donner des conseils pour les prévenir. Mon langage peut paraître téméraire, il n'est cependant que l'expression d'une conviction profonde; je ne crains pas d'affirmer que quand l'un ou l'autre de ces accidents se produit, il est le résultat d'une faute ou d'une inadvertance; un instant suffit pour produire un malheur.

Comment se produit l'asphyxie?

Disons d'abord que par *asphyxie* nous entendons parler de l'état pathologique du sang qui résulte d'une oxygénation insuffisante de ce liquide, entraînant la suspension des fonctions du cerveau, de la respiration et du cœur.

M. le professeur Michel m'a attribué dans son discours une opinion qui n'est pas la mienne; il voudra donc bien me permettre, avant de poursuivre la discussion, de faire une légère rectification.

M. le professeur Michel dit : « L'asphyxie mécanique a encore « été rapportée, et notamment par MM. Rigaud, Desprez et « Herrgott, *à l'abaissement de l'épiglotte sur l'orifice supérieur « des voies aériennes* »

Je déclare formellement, dans mon Mémoire, ne pas croire à ce mécanisme de l'asphyxie; je trouve les raisons de cette opinion dans l'anatomie même des parties; les muscles ariépiglottiques, ces petites bandes musculaires dont l'existence n'est pas constante ne me paraissent pas pouvoir produire ce redoutable effet.

L'asphyxie peut survenir pendant une chloroformisation de quatre manières différentes :

1° Elle peut être produite, non-seulement au début de l'anesthésie, mais à toutes les périodes, par une méthode vicieuse de chloroformer, qui ne laisse pas au gaz inspiré par le malade une place assez large à l'oxygène. Les travaux de Snow ont spécialement appelé l'attention des chirurgiens sur le mode de production de cet accident, en montrant dans quelle proportion les vapeurs de chloroforme peuvent se substituer à l'air; on a nié ce mode d'asphyxie, nous l'avons vue se produire partielle très-souvent; invoquons néanmoins ici un témoignage qu'on ne récusera pas : celui de Claude Bernard. Voici ce que dit l'illustre physiologiste : « Lorsqu'on expérimente sur les « animaux par une pratique brusque, c'est-à-dire lorsqu'on « fait respirer une quantité considérable de vapeurs de chlo-« roforme, le sang artériel devient noir presque instantané-« ment. Cet état est appelé *anesthésie suffocante* [1]. » Je crois inutile d'invoquer d'autres témoignages.

2° La contraction de la glotte qui ferme cet orifice pendant la période de spasme, d'une façon complète ou incomplète, peut aussi entraîner un état d'anhématosie qui se traduit par un état bleuâtre de la face; il se produit alors un état d'asphyxie incomplète qui impose au chirurgien l'obligation d'y avoir égard, car si à ce moment on ne laisse pas le malade reprendre haleine, comme on dit, si on arrive avec des vapeurs de chloroforme abondantes, la première cause d'asphyxie peut se combiner avec la seconde et entraîner la mort du malade; ces deux causes d'asphyxie, cette dernière surtout, qui se traduit par des phénomènes extérieurs, tous faciles à apprécier, le bleuissement de la face, un bruit de gloussement dans le larynx, ne sont pas contestées par M. le professeur Michel; M. Perrin est le seul, je crois, à ne pas les reconnaître.

---

[1] Cours du Collége de France (*Gaz hebd.*, 1869, p. 150).

3° Un troisième mode d'asphyxie, que nous regardons comme le plus redoutable, le plus perfide, peut se produire dans un état très-avancé d'anesthésie : il résulte de la flaccidité des muscles génioglosses qui permettent à la langue de s'appliquer contre la paroi postérieure du pharynx; il s'accompagne d'un abaissement de la mâchoire et du niveau du larynx, de sorte que la base de la langue et l'épiglotte forment un opercule, une vraie soupape qui ferme le larynx et empêche toute pression de l'air de haut en bas. Cet état est perfide, avons-nous dit, et nous insistons sur cette qualification, car pendant quelque temps les mouvements respiratoires peuvent persister, les parois du thorax et de l'abdomen peuvent *simuler* des inspirations; ceux qui s'en tiennent à l'inspection du thorax et de l'abdomen sont trompés par ces mouvements qui ne produisent plus d'entrée de l'air dans les poumons; M. le professeur Michel dit : « que chacun peut s'assurer qu'il est impossible de « contracter la glotte et en même temps dilater visiblement les « parois du thorax; la pression atmosphérique s'y opposerait. »

Si, après l'expiration, il y avait dans les poumons, par conséquent dans la poitrine, un vide absolu, si la cage thoracique, d'autre part, n'avait pas pour une de ses parois une membrane contractile et élastique, l'objection physique de M. le professeur Michel pourrait avoir quelque valeur; mais après l'expiration, il reste dans les poumons une grande quantité d'air, dont le volume peut être augmenté par une diminution de pression; d'autre part, les côtes peuvent se soulever et le diaphragme se voûter davantage quand l'appel de l'air produit par les côtes n'est pas suivi d'effet; il n'y a donc pas d'impossibilité physique tirée de la pression atmosphérique, attendu que la poitrine, dans sa totalité, ne ressemble pas aux globes de Magdebourg, mais bien à la machine pneumatique au début de l'expérience ou à une seringue aux trois quarts remplie d'air, et on sait avec quelle facilité se laissent alors manœuvrer les pistons; au reste, cette explication physique est complétement inutile; quand on lie la trachée sur un chien, il continue pendant quelque temps à faire des mouvements formidables d'inspiration, jusqu'à ce que l'anhématosie s'étant produite, le besoin d'inspirer se soit éteint. J'ajouterai encore, si M. le professeur Michel veut bien le permettre, une expérience sur ma personne; ici, devant la Société, je vais fermer énergiquement la glotte et produire des mouvements d'élévation des côtes qui simuleront parfaitement d'énergiques mouvements d'inspiration. Sur l'individu anesthésié qui aura la base de la langue appliquée contre la paroi postérieure du pharynx, ces mouvements n'auront peut-être pas cette ampleur; de plus, ils ne durent pas longtemps; mais si la cause véritable de cet accident est reconnue et enlevée, on entend l'air se précipiter avec bruit dans la poitrine, et on voit s'évanouir comme par enchantement le lugubre cortége des symptômes précurseurs de la mort. Bien souvent nous avons assisté à ces résurrections et béni la main vigilante et habile qui les opérait; les impressions qu'elles ont produites sur nous sont de celles qui ne s'effacent pas et qui inspirent pour toujours à celui dont l'existence est vouée au soulagement de l'humanité le devoir de signaler ce danger, en même temps que de faire connaître le moyen simple de le prévenir et de le combattre.

4° Il est enfin une quatrième cause d'asphyxie que nous avions rencontrée sans la reconnaître exactement, et que l'intéressante observation de notre cher et honorable collègue Bœckel, observation dont nous avons été témoin, met en évidence de la manière la plus claire; c'est l'*apnée*, l'absence de respiration par suite du défaut d'excitation des mouvement réflexes. L'enfant chez lequel s'est produit ce singulier phénomène avait eu, il est vrai, une affection du larynx; il avait subi la trachéotomie, conservé pendant longtemps une canule à demeure, circonstances qui avaient dû nécessairement modifier l'état de l'innervation du larynx et être pour quelque chose dans la production insolite de ce phénomène arrivé dans une anesthésie peu profonde; mais cet état, ai-je dit, je l'avais rencontré, sans en apprécier la cause véritable, dans un cas que je relaterai plus loin, où la voie à l'air ayant été ouverte, j'ai dû produire la respiration artificielle pendant quelque temps, pour rendre le sang de nouveau excitable, provoquer des mouvements d'inspiration spontanés et ressusciter le malade.

Après avoir analysé ces accidents dans leurs éléments, il est nécessaire d'examiner de quelle manière ils produisent la mort des malades. Nous n'invoquerons pas, nous l'avons déjà dit, les expériences sur les animaux entreprises par l'école physiologique contemporaine. L'observation clinique est assez richement informée pour pouvoir émettre une opinion; d'ailleurs, de ce qui se passe chez les animaux, même chez les mammifères, conclure qu'il doit en être ainsi chez l'homme, serait une méthode scientifique dont la légitimité pourrait être contestée. L'inspiration de vapeurs anesthétiques constitue, au point de vue physiologique, un acte complexe. D'une part, il y a introduction dans le sang d'un agent modificateur du système nerveux, et d'autre part, il y a diminution dans le sang, dans une proportion variable, de l'oxygène qui entretient ce liquide à l'état normal; le sang devient donc moins excitable par lui-même et le système nerveux est rendu à son tour moins excitable par l'action de l'agent dont il est le véhicule. Qui ne comprend de suite combien doivent être actifs les effets toxiques des anesthésiques et avec quelle rapidité peut arriver la suspension d'action des organes essentiels : respiration, circulation, qui ne continuent à fonctionner que dans des conditions inverses. Les effets aggravés ou multipliés l'un par l'autre peuvent s'augmenter dans une progression effrayante.

Au début, une chloroformisation rapide peut produire un état d'asphyxie grave, avant peut-être d'avoir produit un effet anesthésique considérable; toutefois nous ne croyons pas que cet état entraîne souvent la mort, car on ne procède plus d'une manière assez brutale pour produire un effet pareil.

Le spasme de la glotte, qui arrive souvent dans la période d'excitation, persistant pendant peu de temps après une chloroformisation trop rapide, peut apporter, si on n'y prend garde, à la gravité de l'asphyxie primitive un appoint fatal.

La résolution du système musculaire peut aller jusqu'à annihiler la tonicité des muscles de la langue et laisser tomber cet organe sur le pharynx et constituer une soupape qui empêche l'entrée de l'air dans la poitrine. La mort, dans ces cas, arrive avec une effrayante rapidité et aussi sûrement que si on avait entouré d'une corde le cou du malade.

Enfin, l'obstacle mécanique étant levé, le besoin salutaire de la respiration peut n'être plus excité, le malade meurt si la respiration artificielle ne parvient pas à le ranimer.

En résumé : l'hématose étant insuffisante ou empêchée, le cœur recevant un sang non excitable de ses fonctions, son système nerveux ayant subi une atténuation de ses fonctions, finit par ne plus agir, s'arrête; alors a lieu la syncope finale : la mort. Dans son anatomie aussi bien que dans ses fonctions, le système nerveux présente une régularité parfaite; cela se comprend facilement, c'était là la condition fondamentale de la vie.

Comment prévenir cette fatale catastrophe ?

Quatre conditions sont indispensables pour cela :

1° Connaître exactement les effets physiologiques et pathologiques du chloroforme;

2° Savoir les distinguer sur le sujet chloroformé au milieu de l'ensemble des phénomènes qu'il présente;

3° Exercer la plus grande et la plus constante vigilance sur l'état du malade pour ne pas laisser se produire les accidents dont nous avons parlé, un moment d'inattention pouvant suffire pour laisser arriver des effets de la plus grande gravité, alors même que l'administration de l'anesthésique aurait été suspendue;

4° Savoir instantanément appliquer le remède que l'état réclame, peu d'instants pouvant suffire pour rendre mortels ces accidents.

Pratiquement cela se résume par le conseil qu'en raison de son importance nous avions inscrit en tête de notre Mémoire et qui se résume en ces termes :

« Le médecin qui administre le chloroforme doit être uni-« quement occupé de ce soin et être très-exercé dans cette « pratique. »

La chloroformisation est un art difficile, plein de périls et sur lequel pèse une grande responsabilité; personne ne le conteste, tous les maîtres le proclament. Tous les malades ne sont pas impressionnables au même degré, toutes les opérations n'exigent point une anesthésie également profonde : il en est pour lesquelles un assoupissement suffit, d'autres qui exigent que le sommeil soit poussé à une limite qui côtoie la région des dangers. M. le professeur Stœber, dans son intéressante communication à la Société de chirurgie[1], a appris des choses fort importantes; nous ne rappellerons ici que la troisième conclusion du mémoire : « Les inhalations de chloroforme ne « produisent la résolution des muscles de l'œil que postérieu-« rement à celle des muscles des extrémités. » Cette proposition a servi de point de départ pour arriver à mesurer, pour ainsi dire, le degré d'insensibilité ; à donner un point de repère important : *l'insensibilité de l'œil au toucher, la dilatation de la pupille;* ces phénomènes ne se produisent qu'à un degré fort avancé de l'anesthésie.

Apprécier ces susceptibilités, produire l'effet narcotique nécessaire comme profondeur et comme durée, est donc une chose délicate, difficile.

Le pouls ne donne à cet égard que des indications trompeuses. Il n'y a pas longtemps qu'un chirurgien, se basant sur ces signes, éprouva un mécompte considérable; il s'agis-

---

[1] 28 décembre 1859, *Bulletin*, t. X, p. 281.

sait de pratiquer une opération de phimosis; on chloroforma en examinant le pouls avec attention, on cessa à un moment donné, puisque le pouls semblait annoncer une anesthésie suffisante, on demanda l'instrument pour agir; au même moment le malade pria le chirurgien d'attendre encore, vu qu'il ne se trouvait pas endormi.

Il nous paraît de la dernière évidence qu'un aide qui remplisse les conditions ci-dessus est indispensable à cette opération auxiliaire, qui exige non moins d'attention que l'opération elle-même.

Ce n'est pas sans une profonde tristesse et une vive anxiété que j'ai entendu M. le professeur Michel donner le dangereux conseil de chloroformer et d'opérer en même temps; M. Bœckel a montré l'impossibilité pratique de suivre ce précepte; comme les exemples ont sur les esprits une influence quelquefois plus grande que les raisonnements, nous citerons trois faits, l'un emprunté à un des hôpitaux de Paris, un à ma pratique et un troisième à celle de M. le professeur Michel lui-même.

Lors de mon dernier voyage à Paris, j'ai assisté à une amputation de cuisse pratiquée par un des plus célèbres chirurgiens dans un des grands hôpitaux. L'opérateur fit lui-même l'anesthésie jusqu'au moment où il la crut suffisamment profonde pour l'opération qu'il allait entreprendre; à ce moment il confia la compresse à un de ses aides et s'arma du couteau pour pratiquer l'amputation; les chairs profondes n'étaient pas entièrement coupées, qu'on entendit un gloussement qui effraya l'opérateur; il déposa aussitôt le couteau pour porter secours à l'opéré, pendant qu'un autre aide comprimait les artères béantes. Le chirurgien, effrayé de ce qui s'était passé et croyant probablement à une disposition particulière chez le malade qui rendait pour celui-ci l'anesthésie dangereuse, laissa le malade se réveiller et acheva l'amputation au milieu des cris du patient. Il est évident que si l'aide avait été exercé à l'administration du chloroforme, l'opération n'aurait pas été ainsi interrompue et le malade eût profité de l'immunité de l'anesthésique.

Il y a quelques mois, je fis un dimanche matin la visite dans le service de la clinique de chirurgie dont la direction m'avait été confiée. J'y trouvai un enfant de 12 ans environ qui était arrivé dans la soirée de la veille et qui avait une luxation de la cuisse sur le trou ovalaire; je chloroformai moi-même le petit malade, qui s'endormit paisiblement; seulement, en raison de la nature de l'opération à exécuter, il me parut nécessaire de pousser l'anesthésie jusqu'à la résolution complète; cela fut obtenu facilement; à ce moment, je confiai à mon interne le soin de maintenir l'anesthésie si la chose devenait nécessaire; je fis une première tentative de réduction, qui ne réussit pas, après laquelle j'examinai le malade, qui respirait bien. On lui donna encore un peu de chloroforme pour le remettre dans l'état où il s'était trouvé avant la première tentative, puis je procédai à la réduction, qui s'opéra alors sans grande difficulté; l'aide dit avoir donné un peu de chloroforme pendant la réduction, mais il avait pris plus d'attention à l'opération qu'au rôle qui lui avait été confié. Après l'opération, quel fut mon étonnement de trouver le malade sans respiration! je lui ouvris la bouche, j'attirai la langue en avant, mais l'inspiration ne se fit pas, le pouls avait disparu, on sentait encore un frémissement à la région précordiale; maintenant alors la langue hors de la bouche, je fis la respiration artificielle; au bout de quelques instants, qui me parurent des siècles d'anxiété, je remarquai un petit mouvement spontané d'inspiration, qui fut suivi de quelques autres, et le malade sortit en peu de minutes de son sommeil qui avait failli durer toujours. Pendant toute cette scène le cœur n'avait jamais été inerte, mais affaibli dans son action comme celui des rats de MM. Onimus et Liégeois soumis à la Société de chirurgie[1].

[1] Séance du 17 mars 1869.

Le troisième fait appartient à M. le professeur Michel ; il se rapporte à un malade pour lequel j'avais été appelé en consultation, il y a environ deux ans. Il s'agissait d'une opération de taille par la méthode hypogastrique ; le patient fut chloroformé par M. Michel comme il le prescrit; quand l'anesthésie fut jugée suffisante, l'opération fut commencée. Elle fut longue et laborieuse, en raison de circonstances spéciales sans intérêt pour le débat actuel.

M. Michel, absorbé par les détails de son opération, ne put continuer à administrer rigoureusement le narcotique; le malade se réveilla au bout de peu de temps, souffrit horriblement et poussa, pendant plus de vingt minutes, des cris lamentables comme depuis longtemps je n'en avais plus entendu.

Et voilà les résultats d'une méthode opératoire qu'on recommande avec un accent de conviction digne d'un meilleur précepte.

N'est-il pas évident qu'un aide expérimenté et uniquement occupé de son affaire est indispensable et est la condition *sine qua non* d'une chloroformisation sûre et d'une opération faite avec sécurité?

Dans les trois cas que je viens de citer, c'est là ce qui a manqué : dans le premier, l'ignorance ou l'inexpérience de l'aide a forcé le chirurgien à suspendre son œuvre; dans le deuxième, distrait et occupé d'autre chose, il a laissé se produire un malheur qui heureusement a pu être réparé ; dans le troisième, enfin, le malade n'a joui que de l'ombre du bienfait auquel il pouvait prétendre; pour lui, l'anesthésie n'a été qu'un rêve trop tôt suivi d'un réveil cruel ; quoi qu'on dise et qu'on prétende, on ne peut pas faire deux choses à la fois et surtout faire des choses si différentes et si importantes ; nécessairement l'une est négligée, et l'autre, pour cela même, est mal faite. Que ces opérations ressemblent peu à celles qui sont pratiquées en pleine sécurité avec le concours de l'aide qui depuis si longtemps justifie notre confiance ; ce n'est que quand tout a pu avoir été accompli, cela durât-il des heures, que l'on permet le réveil au malade, pour lequel l'opération n'a pas même été un rêve pénible, tellement a été bien administré l'heureux narcotique. L'appel de cet aide *non médecin* soulève, a dit M. le professeur Michel, une question de *déontologie*, mot grave sous lequel je trouve un reproche, une accusation que je n'accepte pas pour ma part, et qui me force de l'examiner avec quelque attention.

Je ne veux pas plus pour cette question que pour les autres points qui nous ont occupés, qu'il règne la moindre ambiguité, la plus légère obscurité; permettez-moi donc de la traiter devant vous tous comme devant un tribunal; je ne saurais en trouver un plus digne de ma confiance et de mon respect.

Ce mot de *déontologie* n'a pas échappé à la vivacité de l'improvisation; il a eu dans la chaire qu'occupe M. le professeur Michel son commentaire; c'est le motif pour lequel je le relève ici.

Quels sont les devoirs professionnels qui, dans l'*espèce*, sont imposés au médecin?

J'en trouve deux : un envers le malade qui invoque nos secours, un second envers nous-même, et partant, envers la profession.

Le premier impose de faire pour le malade tout ce qui peut le plus sûrement contribuer à sa guérison; s'il est dans la nécessité de subir une opération, de choisir les procédés les plus parfaits et les mieux adaptés à sa maladie, et pour l'accomplir, de disposer les aides suivant leurs aptitudes spéciales, de façon à les faire coopérer le mieux possible à cette œuvre complexe : l'opération chirurgicale.

Les devoirs envers soi-même et envers la profession que chaque médecin représente dans son individualité, imposent de mettre à couvert sa responsabilité, pour que le public ne puisse pas, en cas d'insuccès ou de malheur, lui faire de reproche dont une part retombe nécessairement toujours sur la profession elle-même.

Le poids de cette responsabilité qu'on ne peut pas décliner, car elle est écrite dans la loi morale et aussi dans les codes, est parfois bien lourd à porter, mais on en allége le fardeau en faisant tout ce qui est humainement possible pour éviter *l'inadvertance ou la faute lourde.* Le médecin, s'il a cette responsabilité à supporter, a aussi le droit de faire le choix libre de tout ce qui peut concourir à son œuvre, et ici personne ne peut être imposé comme aide ou repoussé comme tel par un tiers; le médecin, dans ce choix réfléchi, ne relève que de sa conscience et des connaissances qu'il a pu acquérir des aptitudes d'un tel ou d'un tel pour accomplir l'acte partiel qui doit lui être confié. Il est donc parfaitement en droit de choisir comme aide qui il juge digne de sa confiance; mais, me direz-vous, l'administration du chloroforme est une œuvre très-délicate, plus difficile souvent que l'opération elle-même et plus dangereuse, et vous la confiez à une personne qui n'a point fait d'études médicales, une personne qui n'a pas le diplôme, vous oubliez les prérogatives et le priviléges de la profession; les profanes ne doivent point entrer dans le sanctuaire etc.

J'ai amplement prouvé que l'administration du chloroforme est à la fois difficile et périlleuse; c'est pourquoi moi, responsable, je dois rester libre de choisir, où je le trouve, l'aide que je jugerai le plus exercé, le plus capable de coopérer avec moi au salut du malade; entre deux aides également aptes, je choisirai volontiers l'aide diplômé, mais je prétends qu'il ne doit pas m'être imposé. Le diplôme est une garantie de capacité non absolue, mais relative; c'est, au point de vue de la société, une défense que la loi établit pour préserver le public contre de grossières exploitations; mais pour la profession il ne constitue point un privilége, gardez-vous de le prétendre, car on ne tarderait pas à vous demander de payer cette faveur.

Maintenant un mot pour dire comment il s'est fait que cette coopération si délicate ait été confiée à cet aide non médecin. La chose est bien simple :

Au début de l'administration des anesthésiques, on employait des appareils divers, dont la structure compliquée, le jeu embarrassé était difficile à comprendre pour un grand nombre d'élèves, et délicat à manier dans le trouble d'une opération; M. Elser, inventeur de quelques instruments et habitué par une assistance bénévole et empressée aux opérations pratiquées à l'hôpital, était, mieux que tout autre, capable de les faire fonctionner; chemin faisant, il a appris à connaître les effets des anesthésiques sur l'économie, et quand les appareils tombèrent en désuétude, quand ils furent remplacés par la simple compresse, celle-ci, chargée de l'anesthésique, s'est trouvée placée dans sa main en plus grande sûreté que dans celle des aides qui se renouvellent à chaque trimestre ou semestre dans les services. On ne pouvait trouver une coopération plus sûre, plus complaisante et plus désintéressée. Et c'est au moment où son habileté, devenue si précieuse, est à la disposition gratuite de qui la requiert, qu'un scrupule s'élève dans la conscience timorée de M. le professeur Michel et qu'il nous dit de renoncer à cet aide!

Il a parlé de devoirs : je croirais manquer à un devoir de reconnaissance, au nom des malades, au nom de la science et en notre nom, en écoutant ses conseils. Nulle part je n'ai vu les malades aussi sûrement à l'abri de toute souffrance qu'entre ses mains; j'en appelle ici au témoignage de tous ceux qui m'écoutent et à celui des médecins étrangers qui, assistant à des opérations pratiquées à Strasbourg, sont partis émerveillés de cette sûreté et de cette perfection dans l'art d'anesthésier.

La science a examiné cette pratique; elle a écouté les observations qu'elle a suggérées, et elle aussi, qui en a retiré un profit, lui dit de ne pas manquer à un devoir : celui de la reconnaissance. Et nous-même, ne devons-nous rien à cet aide si précieux qui nous donne une si grande sécurité pendant nos opérations?

Ainsi, grande est la distance qui sépare notre manière de voir de celle de M. le professeur Michel.

Dans la carte que nous avons dressée tous deux des écueils de cette navigation dangereuse à travers le sommeil artificiel où la vie peut échouer si facilement, nous plaçons les dangers du côté des fonctions respiratoires, en en signalant quatre, dont le plus grave, le plus insidieux, puisqu'il est le plus caché, le plus fréquent, suivant nous, n'est pas admis, puisqu'il ne le croit pas possible. M. le professeur Michel en signale d'importants du côté des fonctions de circulation; nous avons examiné les bases de cette affirmation.

Nous croyons à la nécessité d'un pilote exercé, puisqu'on ne peut être à la fois au gouvernail et à l'aviron; M. le professeur Michel repousse cet auxiliaire.

Nous terminons cette discussion, qui a imposé des réflexions par lesquelles nos convictions ont été fortifiées, en répétant ce que nous avons dit il y a huit ans, ce que nous avons résumé encore il y a quelques mois en ces termes: «Les malades ne «jouiront du bienfait de l'anesthésie, ne seront en sûreté dans «ce moment terrible que quand les préceptes que nous avons «défendus avec nos maîtres guideront toutes les mains qui «administrent le chloroforme [1].»

[1] Analyse des *Contributions à la chirurgie*, par M. le professeur Sédillot (*Gaz. des Hôpit.*, mardi 8 décembre 1868).

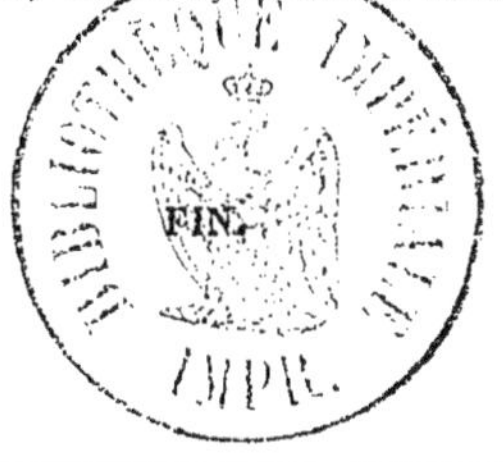

FIN.

STRASBOURG, TYPOGRAPHIE DE G. SILBERMANN.

www.ingramcontent.com/pod-product-compliance
Ingram Content Group UK Ltd.
Pitfield, Milton Keynes, MK11 3LW, UK
UKHW020536230726
13925UKWH00005B/2306

9 782013 565035